Marianne Höly

Hallo Papa, hier ist die Marianne

Erfahrungen mit meinem an
Alzheimer-Demenz erkrankten Vater

Marianne Höly

Hallo Papa, hier ist die Marianne

Erfahrungen mit meinem an
Alzheimer-Demenz erkrankten Vater

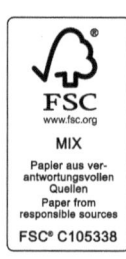

*Bibliografische Information der Deutschen Nationalbibliothek:
Die deutsche Nationalbibliothek verzeichnet diese Publikation
in der Deutschen Nationalbibliografie; detaillierte bibliografische Daten sind im Internet über http://dnb.dnb.de abrufbar.*

Cover und Bild Seite 18: Daniel Höly

Herstellung und Verlag: BoD – Books on Demand, Norderstedt

Inhalt

Widmung

Dieses Buch widme ich
meinem verstorbenen Vater und meiner Mutter,
die ihm treu zur Seite stand.

Vorwort

Ich wünsche mir, dass in unserer Gesellschaft mehr Verständnis für die an Demenz erkrankten Menschen entsteht und es dadurch zu einem besseren Miteinander kommen kann.

Ich selbst lese gerne Erfahrungsberichte von betroffenen Menschen. Aus diesem Grund ist es mir ein Anliegen, meine eigenen Erfahrungen mit meinem Vater zu veröffentlichen.

Mit meinem Buch erhebe ich keinen wissenschaftlichen Anspruch.

Marianne Höly

„Hallo Papa, hier ist die Marianne!"

Mit diesen Worten begrüßte ich jahrelang meinen Vater am Telefon. „Ja?!", antwortete er zögerlich. „Wie geht's dir?" „Gut." Ich fragte nach dem Wetter, ob die Sonne scheint oder es regnet. Daraufhin dachte er kurz nach und antwortete mit „Ja" oder „Nicht so gut", wenn die Sonne nicht schien.

Bevor er in Rente ging, arbeitete mein Vater als Kaufmännischer Angestellter bei einer renommierten Firma in der Personalabteilung. Der Umgang mit Zahlen war sein Metier. Im Unternehmen galt er als zuverlässig und genoss das Vertrauen seiner Vorgesetzten. Nach einem Abendstudium übernahm er mit großem Engagement noch mehr Verantwortung.

Seine Begabung im Umgang mit Zahlen kam auch einem örtlichen Verein zugute, bei dem er jahrelang als Kassierer und später als Vorsitzender ehrenamtlich tätig war. Die Vereinskasse führte er sehr gewissenhaft, was ihm Wertschätzung und Respekt einbrachte.

Mein Vater konnte nicht nur mit Zahlen umgehen, sondern war auch handwerklich begabt. Mithilfe seiner Familie, ein paar Freunden und einem fleißigen Maurer baute er unser Haus. Er hatte keine Angst vor Herausforderungen und probierte gerne Neues aus. So entwarf er ein

Holzgeländer, das er anschließend aus entsprechendem Holz eigenhändig anfertigte. Rund vierzig Jahre später ist es heute noch gut in Schuss. Fast alle Tapezier- und Malerarbeiten führte er gemeinsam mit meiner Mutter perfekt aus. Eine Wohnzimmerwand verklinkerte er meisterhaft. Auch die Holzdecken sind wie von einem Profi gemacht. Er hatte wahrlich ein Händchen für handwerkliche Tätigkeiten.

Dabei war er ständig bemüht, dazuzulernen. Als unsere erste Tochter geboren wurde, entwarf er ein Kinderbettchen aus Holz und fertigte das rustikale Möbelstück selbst an. Es existiert heute noch. In unserer Einliegerwohnung hat sich Papa sogar am Rauputz versucht. Ich half ihm bei den Vorarbeiten und erlebte dabei, wie genau er arbeitete. Währenddessen schimpfte er auf alle ungenauen Arbeiten seiner Vorgänger. Pfusch konnte er gar nicht leiden.

Einige Jahre später hatte mein Vater zwei länger andauernde Magenoperationen und in kurzen Abständen mehrere Magenspiegelungen, nach denen er sich „blöd im Kopf" fühlte, wie er uns erzählte. Er erklärte den Ärzten, dass er keine Betäubung wolle, sondern den Schlauch auch ohne diese schlucken könne. Trotzdem betäubten sie ihn, weil es dadurch schneller ging.

Da sein Leben damals am seidenen Faden hing, waren wir sehr froh, dass er sich von den schweren Operationen relativ gut erholte. Erst im Laufe der Jahre spürten wir, dass Papa anfing, auf Fragen umschreibende Antworten zu geben. Da er ein intellektuell gebildeter Mensch war, führte er uns jahrelang unabsichtlich an der Nase herum, indem er einfach das Thema wechselte hin zu den Themengebieten, bei denen er sich auskannte. So bemerkten wir lange Zeit nicht, dass sich seine kognitiven und handwerklichen Fähigkeiten veränderten.

Konkret spürte ich das, als er mir einmal beim Streichen eines Türrahmens half. Überrascht und etwas verärgert, bemerkte ich, wie unexakt er seine Arbeit ausführte, wo er doch immer die Perfektion in Person gewesen war. Vorsichtig korrigierte ich ihn, spürte jedoch bald, dass das gar nichts nutzte. Er war offensichtlich nicht mehr in der Lage, es besser zu machen. „Er wird halt älter", dachte ich und bedankte mich für seine Mithilfe, worüber er sich sichtlich freute.

Hiermit begann für mich ein kleiner Abschied. Früher fragte ich meinen Vater bei handwerklichen Problemen oft um Rat. Auch bei den Finanzen kannte er sich aus. Doch nun spürte ich, dass er mir diesbezüglich kein kompetenter Ratgeber mehr sein konnte, sondern sich aus meinen Fragen herauswand. Auch handwerkliche Tätigkeiten bereiteten ihm zunehmend Schwierigkeiten, sodass wir ihn damit verschonten. Wir wollten ihn nicht bloßstellen und dachten: „C'est la vie!"

Da mein Papa sehr gerne im Garten arbeitete, freute er sich immer wieder auf seine grüne Oase, seinen Bereich, in dem er der Chef war. Keiner redete ihm da hinein, es war sein ureigenes Ressort. Diese jahrzehntelangen Routinearbeiten beherrschte er fast blindlings. Doch beim Heckenschneiden kam es neuerdings zu kleinen Zwischenfällen. Früher schnitt er die Hecke mit der manuellen Schere, doch vor einigen Jahren hatte er sich eine elektrische zugelegt. Eines Tages schnitt er aus Versehen das Kabel durch. Ein Bekannter reparierte es, bis beim nächsten Heckenschneiden genau dasselbe passierte und wieder eine Reparatur fällig war.

Nun wurde meine Mutter hellhörig. Um ein weiteres Malheur zu vermeiden, assistierte sie fortan meinem Vater. Dabei ließ sie ihn einen Moment aus den Augen und schon zerschnitt er das Kabel ein drittes Mal, was mich mittlerweile überraschte, da er ein sehr akkurater und gewissenhafter Mensch war.

Bis dato fuhr mein Vater immer noch gerne Auto, sogar vom Saarland bis zu uns in den Odenwald. Meistens besuchten uns die Eltern zweimal im Jahr für eine Woche. Dann unternahmen wir Ausflüge in die Umgebung, was ihnen sehr gut gefiel. Einmal hatten wir ein Aha-Erlebnis, bei dem es fast zu einem schweren Unfall gekommen wäre. Mein Vater reagierte beim Autofahren in einer unvorhergesehenen Situation völlig falsch.

Wir waren alle sehr erschrocken und überlegten, ob Papa noch Auto fahren sollte. Vorsichtig sprachen wir das Thema an, woraufhin er sehr ungehalten reagierte und uns lautstark mitteilte, dass er sehr gerne Auto fahre und das auch weiterhin tun würde. Seitdem betete ich besonders häufig um Schutzengel für Papa und Mama, die ja meistens dabei war. Wir schnitten das Thema *Autofahren im Alter* trotzdem immer wieder an – nach dem Motto *steter Tropfen höhlt den Stein*.

Gott sei Dank fuhr Papa hauptsächlich auf den für ihn bekannten Strecken zu verkehrsarmen Zeiten. Zum Glück unfallfrei! Ich glaube, das vermittelte ihm das Gefühl, noch etwas gut zu können. Dies wiederum stabilisierte sein immer löchriger werdendes Selbstwertgefühl, welches durch seine zunehmenden Wortfindungsstörungen unterwandert wurde.

Auch der jährliche Besuch beim Augenarzt offenbarte, dass etwas nicht stimmte. Meine Mutter erzählte, dass die Sehtests für meinen Vater zunehmend wie böhmische Dörfer waren und eine Arzthelferin dadurch etwas ungehalten reagierte. Keiner von uns konnte das damals verstehen. So kam die Demenzerkrankung angeschlichen, ohne dass wir sie anfänglich bemerkten.

Der letzte Urlaub mit Papa

2009 verbrachten wir mit meinen Eltern einen Urlaub in Büsum an der Nordsee. Heute sind wir sehr froh darüber, da wir damals noch nicht ahnten, dass es unser letzter gemeinsamer Urlaub sein würde – und die letzte große Erinnerung, die mein Vater bewusst wahrnahm.

Da mein Vater Bronchialprobleme hatte, überredete ich meine Eltern zu diesem Urlaub. Sie waren noch nie an der Nordsee gewesen und hatten sich das schon immer gewünscht. Und siehe da: Schon nach zwei Tagen hüstelte mein Vater nicht mehr und fühlte sich sichtlich wohl. Jeden Tag gingen wir durch die Fußgängerzone zum Strand. An seinen Bemerkungen spürten wir, dass vieles für ihn Neuland war. Wie ein kleines Kind staunte er immer wieder und erfreute sich an allem. Nach anfänglichem Zögern ging er sogar mit uns ins Watt. Mit Mutti verbrachte er eine schöne Zeit in einem Strandkorb, was für beide ein besonderes Erlebnis war. Selbst die stürmische Schifffahrt nach Helgoland gefiel ihm ausgezeichnet. Meine Erkenntnis: Solange es möglich ist, sollte man solche Reisen machen. Denn irgendwann wird es für den Kranken zu beschwerlich.

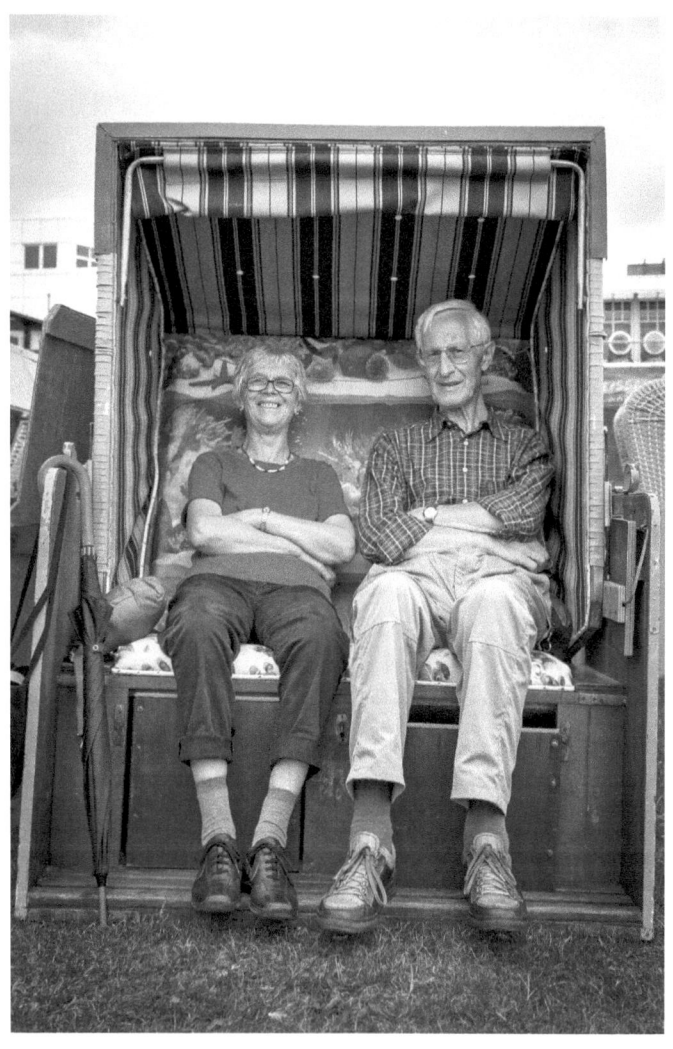

Dasselbe Phänomen des Staunens erlebten wir erneut etwa ein Jahr vor Papas Tod. Meine Eltern besuchten uns, und Papa bewunderte unser Wohnzimmer mit den Worten: „Schön habt ihr es hier." Er sah sich vieles interessiert an, als würde er es zum ersten Mal sehen. Aus Platzgründen mussten er und Mutti in zwei verschiedenen Zimmern übernachten. Aber da meinem Vater alles fremd vorkam, wollte er nicht allein in einem Zimmer schlafen. Also ließ Mutti die Tür offen und blieb so lange bei ihm, bis er eingeschlafen war. Nachts war er recht aktiv. Morgens bemerkten wir, dass er eine neue Lampe, die in der hintersten Ecke eines Zimmers lag, ausgepackt hatte.

Und plötzlich kullerten die Tränen

Unser Vater war nie ein gefühlsbetonter, sondern ein kühl denkender, sachlicher Mensch gewesen. Doch jetzt weinte er plötzlich beim Abschied und wünschte sich, dass wir bald wiederkommen sollten. Tränen bei Papa kannte ich nicht, das war sehr außergewöhnlich für ihn. „Was ist denn mit Papa los?", dachte ich damals positiv überrascht.

Bei der Demenzerkrankung geht der Verstand zunehmend verloren, doch das Gefühl bleibt oder kommt stärker zum Vorschein. Diese Tatsache ist äußerst wichtig für diejenigen, die den Demenzkranken betreuen. Anfänglich neigt man dazu, dem Kranken immer wieder Dinge zu erklären – oft ohne Erfolg. Kurze Zeit später hat er es vergessen, und das Ganze beginnt wieder von vorne. Ein sehr zermürbendes Erlebnis.

Eine Sozialbetreuerin eines Altenheims erzählte mir einmal folgende Begebenheit: Bei ihnen im Altenheim lebte eine Witwe, die des Öfteren von ihren Verwandten besucht wurde. Die demente Dame fragte dann jedes Mal, wo denn ihr Mann wäre. Leider bekam sie daraufhin zur Antwort, dass er doch gestorben sei, was die kranke Frau völlig aufwühlte. Sie fing an zu weinen und hörte den ganzen Nachmittag damit nicht mehr auf. Die nette Sozialbetreuerin konnte das nicht mehr mit ansehen und versuchte den Angehörigen zu erklären, dass deren Antwort für beide Seiten zu einem unerfreulichen Ergebnis führe. Woraufhin die Angehörigen entgegneten, sie könnten doch nicht einfach lügen. Die Angestellte empfahl ihnen, sie mit einer beschwichtigenden Antwort abzulenken: „Ach weißt du, dein Mann hat dich nicht vergessen, aber er kann jetzt gerade nicht, deshalb sind *wir* zu dir gekommen." Solch eine konstruktive Antwort hilft den Kranken und beruhigt sie, anstatt sie aufzuwühlen.

Also Vorsicht! Ein an Demenz Erkrankter kann aufgrund seiner Krankheit vieles nicht mehr verstehen; seine kognitiven Fähigkeiten nehmen ab. Daher sind ständige Erklärungsversuche unsererseits oft vergebliche Liebesmüh. Dies ist kein böser Wille, sondern ein Nichtkönnen des Kranken. Leider werden hier sehr viele Fehler gemacht, was zu unnötigen Differenzen und Dissonanzen führt.

Stattdessen ist es wichtig, *auf die Gefühle der Kranken einzugehen*, da diese wie bereits erwähnt, bleiben. Die Gefühle gilt es zu stabilisieren, damit sich der Kranke und somit auch der Angehörige wohlfühlen. Dann ist beiden geholfen. Das Dilemma ist, dass der gesunde Angehörige oftmals diese Zusammenhänge nicht versteht und den Kranken nach wiederholten Aufforderungen und Erklärungen für unwillig hält, ihn eventuell sogar beschimpft und sich dadurch beide unglücklich fühlen. Es entsteht ein Teufelskreis, den es zu durchbrechen gilt.

An manchen Tagen merkte Papa, dass sich bei ihm etwas verändert hatte. Einmal fragte er meinen Mann, ob es ein Medikament gebe, das sich positiv auf das Gedächtnis auswirke. Damals hatten wir noch nicht bemerkt, dass Papa fehlende Worte umschrieb, was für die Demenzerkrankung typisch ist. Kann der Erkrankte eine Begebenheit nicht mehr richtig zu Ende erzählen, formuliert er die Geschichte um. Ein Gesunder könnte denken, der Betreffende erzähle Lügen. Dem ist nicht so: Er benutzt ein Hilfsmittel, um sich nicht die geistige Blöße zu geben, es nicht mehr richtig erzählen zu können. Auf diese Weise bleibt das angeknackste Selbstwertgefühl einigermaßen stabil.

Stellen die Gesunden in dieser Phase einen Kranken zur Rede und nennen ihn einen Lügner, ist das für den Kranken sehr schmerzhaft. Denn er spürt selbst, dass mit ihm etwas nicht stimmt, weiß sich aber nicht gegen den ständigen Zerfall seiner kognitiven Fähigkeiten zu wehren. Der Leidensweg hat begonnen – für ihn und für die anderen.

Deshalb ist der richtige Umgang mit einem Demenzkranken für beide Seiten gewinnbringend. In der Fachsprache spricht man von dem sog. *Validieren*, was so viel wie bestätigen bedeutet. Rationale Erklärungen nutzen immer weniger, weshalb man sich *auf die Gefühlslage des Kranken konzentrieren* und sich bewusst machen sollte, dass der Kranke selbst auch unter seiner Krankheit leidet, manchmal bis hin zur Verzweiflung.

Pausenlos atemlos

Gesunde Angehörige leiden darunter, wenn sie plötzlich keinen Partner mehr haben, mit dem sie sich sinnvoll austauschen können. Sie beklagen deren geistigen Zerfall und fühlen sich in der Partnerschaft oftmals einsam. Hinzu können Ohnmachts- und Angstgefühle gegenüber dieser unberechenbaren Krankheit kommen. Außerdem kann sich aufgrund der anstrengenden Pflege Erschöpfung einstellen. Deshalb sollten sich Pflegende bewusst machen, dass sie selbst und ihre erkrankten Angehörigen mittel- bis langfristig Hilfe brauchen werden. Erfreulicherweise existieren in vielen Orten bereits stundenweise Nachmittags- und Tagesbetreuungsgruppen für Demenzkranke. In den ländlichen Regionen gibt es diesbezüglich häufig noch einige Hemmschwellen zu überwinden.

Für meine Mutter war es sehr anstrengend, ständig mit unserem kranken Vater zusammen zu sein. Also schaute ich mich nach einer Betreuungsgruppe um – und siehe da: Ich fand eine Nachmittagsgruppe in unmittelbarer Nähe. Nun hatte meine Mutter einmal pro Woche für ein paar Stunden eine Verschnaufpause, was für beide Seiten gut ist: für die Kranken ebenso wie für die Angehörigen. Den Kranken wird ein auf sie abgestimmtes Programm mit Spielen, Singen, Erzählen, Bewegung etc. in geselliger Runde mit Kaffee und Kuchen angeboten. Geschulte Betreuer arbeiten mit den Kranken ressourcenorientiert, d. h. ihren Fähigkeiten entsprechend. Dadurch erlebt der Gast, dass er wertgeschätzt und angenommen wird, wie er ist. Diese positive Aufmerksamkeit lässt ihn Mensch sein mit all seinen geistigen Handicaps und mindert die zunehmende Einsamkeit und Langeweile des Kranken.

Für die Angehörigen ist dies eine Zeit, in der sie aufatmen können. Gönnen Sie sich das! Es ist überlebensnotwendig. Dort dürfen Sie ihr Herz ausschütten und über das sprechen, was Sie bewegt und wo Sie vielleicht ratlos sind. Eine kompetente Leiterin ist ganz Ohr und behandelt Sie einfühlsam und diskret. Für einen pflegenden Angehörigen kann das sehr wohltuend sein. Übrigens wird der Gruppenaufenthalt für den Kranken von der Pflegekasse übernommen, was für Sie automatisch geregelt wird.

Mit fortschreitender Erkrankung benötigte mein Vater zusätzlich zur wöchentlichen Nachmittagsbetreuung noch eine Tagespflege. Glücklicherweise fanden wir auch hier eine in unserer Nähe. Ein Mitarbeiter der Tagespflege holte meinen Papa zweimal pro Woche morgens ab und brachte ihn am frühen Abend wieder zurück. In der Tagespflege werden die Kranken entsprechend ihres Gesundheitszustandes ähnlich wie in der Nachmittagsgruppe betreut und versorgt.

Träger solcher Gruppen können verschiedene diakonische Einrichtungen sein: die Arbeiterwohlfahrt, der Caritasverband, das Deutsche Rote Kreuz, das Diakonische Werk, der Malteser Hilfsdienst, etc. Fragen Sie dort nach und schildern Sie Ihr Anliegen. Man wird Ihnen sicherlich gerne weiterhelfen. Auch örtliche Pflegedienste wissen in der Regel Bescheid.

Seit einigen Jahren konnten mein Mann und ich nach einer entsprechenden Ausbildung ehrenamtlich Erfahrungen in solch einer Gruppe sammeln. Wir sind begeistert von der effektiven Arbeit der hauptsächlich Ehrenamtlichen.

Sollte Ihr kranker Angehöriger nicht mehr in der Lage sein, das Haus zu verlassen, können Sie eine Betreuungskraft zu Ihnen nach Hause ordern. Geschulte Betreuer gehen zu Ihrer Entlastung individuell auf den Kranken ein. Die entstehenden Kosten trägt je nach Höhe ggf. Ihre Pflegekasse. Fragen Sie dort nach, was Ihnen zusteht. Damit Sie Ihre Kraft längerfristig behalten, ist es sinnvoll, solche Angebote rechtzeitig wahrzunehmen und sich zu entlasten.

Was Hänschen gelernt hat...

Einsamkeit und Langeweile sind für den Kranken zunehmend ein Problem. Da er ab einem bestimmten Punkt nicht mehr mitreden kann, wird er häufig sehr ruhig, bis er oftmals gar nichts mehr sagt.

Mein Vater hatte Glück, dass mein Mann zu Beginn seiner Erkrankung in den Vorruhestand ging und eine Umschulung machte, sodass wir des Öfteren eine längere Zeit bei meinen Eltern verbringen konnten. Inzwischen waren wir als ehrenamtliche Helfer ausgebildet und konnten uns kompetent um ihn kümmern.

Was Hänschen gelernt hat, vergisst Hans nimmermehr. In diesem Sinne überlegte ich mir, was er früher gerne gemacht hatte und entschied mich, mit ihm anhand von Lernbüchern für Kinder Zahlen und Buchstaben zu lesen und zu schreiben. Außerdem übten wir Farben und Formen. Papas anfängliche Skepsis wich bald dem Gefühl, endlich etwas tun zu können. Fast täglich übten wir knapp eine Stunde lang. Dabei lobte ich seine Leistungen. Wenn er die Zahlen oder Buchstaben ungenau nachgeschrieben hatte, gefiel ihm das gar nicht, woraufhin ich ihm den Umgang mit einem Radiergummi zeigte, was er super fand. Wir sagten das Alphabet auf und überlegten, welche Wörter mit den Buchstaben A, B, C... anfingen, die ich dann aufschrieb.

Immer wieder arbeiteten wir gemeinsam daran.

Gelegentlich fragte er mich, ob wir wieder etwas machen wollten. Offensichtlich tat es ihm gut, sodass wir manchmal sogar zweimal am Tag übten. Dabei kamen seine Genauigkeit und sein Wunsch, immer akkurat zu sein, wieder zum Vorschein.

Runter vom Abstellgleis

Da Papa sehr naturverbunden war, liebte er es, draußen zu sein, jedoch nur bei schönem Wetter. Die letzten Jahre genoss er vor allem die warme Jahreszeit. Dann beobachtete er Vögel und zeigte auf sie mit den Worten: „Da oben sind sie wieder." Manchmal überraschte er uns mit wunderlichen Ideen. Einmal wollte er eine Hummel, die so schön wuschelig aussah, streicheln. Davon mussten wir ihn abhalten und ihm erklären, dass Hummeln stechen, was er gar nicht glauben wollte.

Wenn er Familienbilder anschaute, sagte er jedes Mal: „Die gehören zu uns." Bei seinem Bild sagte er: „Das ist der Vater." Ja, er ist unser Vater.

Papa hat übrigens sehr gerne gesungen, vor allem Volks- und Kirchenlieder. Er hatte fast bis zuletzt noch eine gute Stimme. Manchmal kannte er die Texte besser als ich, worüber er sich sehr freute. Auch Gebete sprach er gerne mit. Wir hatten das Gefühl, dass ihm der Inhalt von manchen Kirchenliedern und Gebeten Kraft gab nach dem Motto: Der Mensch lebt nicht vom Brot allein, sondern auch vom Wort Gottes.

Es tut dem Kranken gut, wenn man ihm das Gefühl gibt, *noch gebraucht zu werden*. Beim Mittagessen vorbereiten, hat mein Vater Kartoffeln geschält und Gemüse in Perfektion klein geschnitten. Auch Geschirr abtrocknen und gelegentliches Staubsaugen, gehörten zu seinem Aufgabenbereich. Papa erledigte noch relativ lange kleine Einkäufe im Dorf. Bei Tätigkeiten dieser Art muss der Partner allerdings aufpassen, dass der Kranke nicht überfordert wird. Da das Kurzzeitgedächtnis nicht mehr richtig funktioniert, ist es sinnvoll, entweder einen Einkaufszettel mitzugeben oder vorher im Geschäft eine telefonische Bestellung durchzugeben, die lediglich abgeholt wird.

Bis zuletzt war Papa ein Gentleman. Wenn ich mit ihm zusammen die Einkäufe im Dorf erledigte, wollte er immer die schweren Taschen tragen, obwohl er bereits sehr stark abgenommen hatte und dadurch körperlich geschwächt war. Ich verhandelte jedes Mal mit ihm. Interessanterweise wählte er für den Rückweg einen anderen Weg aus, was mich überraschte, da dieser Weg sehr steil war.

Manchen Menschen im Dorf ging mein Vater aus dem Weg. Warum wohl? Diese Menschen grüßten ihn freundlich und wollten gelegentlich ein Schwätzchen mit ihm halten. Aufgrund der Erkrankung war ihm das jedoch viel zu anstrengend, da er sich häufig nicht an die Namen der Personen erinnerte und sich aufgrund seiner Wortfindungsstörungen nicht mehr richtig am Gespräch beteiligen konnte. Um sich keine Blöße zu geben, ging er ihnen lieber aus dem Weg. Eigentlich recht geschickt.

Hierbei entsteht leider folgendes Problem: Da sich der gesunde Partner schämt, den ehemaligen Bekannten, Verwandten und Freunden von der Erkrankung des Partners zu erzählen, kann es zu einer zunehmenden Isolierung des Paares kommen. Besser wäre es, darüber offen zu reden und weiterhin Kontakte zu pflegen, damit beide nicht vereinsamen. Das funktioniert natürlich nur mit verständnisvollen Bekannten, die die Veränderung des Kranken aushalten, ohne dumme Kommentare abzugeben.

Wenn wir eine Woche in meinem Elternhaus waren, freute sich Papa jeden Morgen über unsere Anwesenheit und sagte erstaunt: „Ach, *ihr* seid es." Als wir wieder wegfuhren, suchte er uns und fragte meine Mutter: „Wo sind denn die anderen?" Bei meiner Schwester und ihrem Mann war das ähnlich. Unsere Anwesenheit tat ihm sichtlich gut. Er fühlte sich wertgeschätzt und ernstgenommen und konnte so sein, wie er war, mit all seinen Handicaps.

Lob macht nicht dement

Lob ist sehr wichtig für an Demenz erkrankte Menschen. Sie brauchen es dringend, da sie große Selbstzweifel hegen und ihr Selbstwertgefühl stark angegriffen ist. Sie spüren, dass sie sich langsam aber sicher verlieren. Was für sie früher wichtig war: Der berufliche und gesellschaftliche Status – er löst sich plötzlich in Luft auf. Sie können Gesprächen mit mehreren Personen nicht mehr folgen. Sollten sie doch noch etwas sagen wollen, fehlt ihnen häufig die verständliche Formulierung. Sprache als gesellschaftliches Kommunikationsmittel geht mehr und mehr verloren.

Wie kann man dem entgegensteuern? Indem wir mit dem Kranken *in einer einfachen Sprache langsam, deutlich und in kurzen Sätzen reden*, ihn dabei wohlwollend anschauen, ihm Zeit lassen und versuchen, uns in ihn hineinzuversetzen.

Inzwischen habe ich einige Fachbücher und Bücher über Betroffene gelesen. Ein Autor erzählte von seinem Vater, der eine ausländische Betreuungskraft hatte, die wunderbar mit seinem Vater harmonierte, während eine andere mit ihm gar nicht klar kam. Erstere ging sehr liebevoll empathisch und wertschätzend mit dem Kranken um. Dabei waren die fehlenden Sprachkenntnisse gar nicht so wichtig, sondern vielmehr der ruhige gleichmäßige Umgang mit dem Erkrankten. In ihrer Kultur genossen alte Menschen eine hohe Wertschätzung, sodass sie diese automatisch dem Kranken zuteilwerden ließ.

An Demenz Erkrankte spüren genau, wie man es mit ihnen meint. Ihr Gefühl bleibt schließlich bis zum Schluss sehr ausgeprägt. Geht jemand ungeduldig oder genervt mit ihnen um, können sie schnell auf stur schalten oder sogar aggressiv reagieren.

Auf Schritt und Tritt

Mein Vater hing sehr an meiner Mutter. Instinktiv spürte er, dass sie ihm Sicherheit gab. So folgte er ihr auf Schritt und Tritt, was sie an manchen Tagen nur schwer ertragen konnte.

Als meine Mutter an der Hand operiert werden musste, versorgten mein Mann und ich meinen Vater. In der Zeit ihres Krankenhausaufenthaltes fragte er jeden Morgen und auch tagsüber immer wieder: „Wo ist sie denn?" In einfachen Worten erklärten wir ihm dann geduldig, dass wir nach dem Mittagessen zu Mutti ins Krankenhaus fahren würden. Das konnte er kaum abwarten. Als er sie dann sah, war er überglücklich und streichelte ganz verliebt ihre Hand. Dadurch, dass er in seiner vertrauten Umgebung blieb, konnte er diese einwöchige Trennung unbeschadet überstehen.

In der Zeit danach schaute er Mutti manchmal an und sagte zu mir: „Die ist ganz in Ordnung."

Heute schon gelacht?

Demente Menschen freuen sich sehr über gutes Essen und Trinken, über Komplimente und Lob, über schönes Wetter, nette Menschen, die Humor haben und beruhigende Berührung.

Im folgenden Beispiel geht es nicht darum, mich selbst zu beweihräuchern, sondern aufzuzeigen, wie ein freundlicher, wertschätzender Umgang mit den Kranken diese aufmuntert und ihnen Freude schenkt. In einem kleinen Altenheim bereitete ich abends aushilfsweise für etwa ein Dutzend Menschen, die fast alle dement waren, das Essen zu. Wenn ich kurz vor 17 Uhr in das Wohnzimmer kam, dösten einige vor sich hin. Trotzdem begrüßte ich sie fröhlich mit einem herzlichen *„Hallo alle miteinander – gleich gibt es was Gutes zu essen"*. Beim ersten Mal sagte mir eine Frau, sie könne noch nicht einmal in Ruhe schlafen. Bei den nächsten Malen sagte sie: „Ach, sie sind es", war schlagartig wach und antwortete auf mein Lächeln mit einem Gegenlächeln, genauso, wie fast alle anderen.

Nachdem ich jedem sein Essen individuell zubereitet hatte, servierte ich es, indem ich die Einzelnen persönlich ansprach: *„Hallo Frau S., hier ist ihr Abendessen, sieht das nicht lecker aus?"* Und siehe da, die Menschen reagierten dankbar darauf. Sie freuten sich immer, wenn sie mich sahen. Natürlich kannten sie nicht meinen Namen, den hatten sie schnell wieder vergessen. Doch spürten sie, dass ich es gut mit ihnen meinte. Eine Angestellte erzählte mir, dass die Kranken sie als ich frei hatte, fragten: „Wo ist denn die liebe Frau?" Das hat mich sehr gefreut und mir gezeigt, dass man durch entsprechendes Verhalten die Kranken ein wenig „*aufwecken*" und ihnen Freude schenken kann.

Auch mein Vater freute sich immer, wenn wir kamen und nannte mich „Meine Liebe" und meinen Mann „Mein Freund". Das waren für uns sehr erfreuliche Titel, die unser Herz berührten.

Manchmal sagte Papa auch Sachen wie „Du bist die Kleine und ich bin der Große." Dann antwortete ich: „Hallo, du Großer, ich bin ja leider nur die Kleine", woraufhin er lachte. Das amüsierte ihn offensichtlich. Wenn ich mich mit den Worten „Alles Gute für dich, lieber Papa" bei ihm verabschiedete, erwiderte er manchmal: „Du auch."

Gelegentlich überraschte uns Papa mit seiner Spontanität. In einer Bäckerei tranken wir zusammen Kaffee. Dabei saß er hinter dem Tisch auf einer Bank. Als wir gingen, kam er nicht hinter dem Tisch hervor, sondern schwang seine Beine über den Tisch und kam neben ihm zum Stehen. Wir waren total verdutzt und mussten lachen. „Wie gelenkig er noch ist", dachten wir. Auf so eine Idee muss man erst einmal kommen.

Papa liebte zunehmend süße Sachen wie Kuchen und Malzbier, während er früher ein Pils oder einen trockenen Wein bevorzugt hatte. Da er nun zu wenig trank – ein häufiges Problem bei Demenzkranken – gönnten wir es ihm, ein süßes Malzbier zu trinken. Auch den mit Honig gesüßten Tee trank er gerne. Erdbeeren fand er schön und lecker. Wenn wir da waren, habe ich Apfelpfannkuchen mit Zimt und Zucker gebacken. Die liebte er sehr. Wir waren froh, wenn er einigermaßen aß und trank, darauf musste man immer achten.

Einmal gingen mein Mann und ich mit ihm in ein Café, das direkt am See liegt. Währenddessen besuchten meine Mutter und ihre Freundin einen kirchlichen Frauenkreis. Normalerweise wollte Papa keine Entscheidungen mehr treffen und bat meistens seine Frau, ihm ein Stück Kuchen auszusuchen. Doch in diesem Café war die Auswahl mit etwa sechs Kuchen überschaubar. Auf Papas Frage „Was soll ich essen?" antwortete ich: „Schau dir mal die wunderschönen Kuchen an und suche dir den schönsten aus." Was tat er? Er bestellte sich die schönste Schokotorte mit Pralinen. „Die sieht gut aus", sagte er. „Da hast du dir ja wirklich die allerbeste rausgesucht", lobte ich ihn, was ihn sichtlich zum Strahlen brachte. Genießerisch aß er seine Torte und fragte danach die Bedienung, ob er denn noch ein halbes Stück bekommen könne. Diese lachte und erklärte ihm, dass sie nur ganze Stücke verkaufen würden. Daraufhin orderte er noch ein ganzes Stück – mit drei Gabeln. Mein Mann und ich mussten davon probieren, was uns sehr berührte.

Auf der Heimfahrt kamen wir in die Nähe der Kirche. Papa fragte unruhig: „Sollen wir die nicht mitnehmen?" Woraufhin ich ihm beruhigend erklärte, dass Mutti und ihre Freundin gerne heim laufen würden. Nun suchte er etwas in seinen Hosentaschen. Intuitiv fragte ich ihn, ob er den Haustürschlüssel suche. „Wie kommen wir denn da hinein?", jammerte er. „Mutti hat mir den Haustürschlüssel mitgegeben", klärte ich ihn auf, woraufhin ihm eine Last von den Schultern fiel.

Immer öfter brauchte mein Vater beim Einsteigen ins Auto Hilfe. „Ich sehe nicht, wo ich hin soll", entschuldigte er sein Zögern. Vorsichtig dirigierte ich ihn, was manchmal viel Geduld kostete. Einige Monate vor seinem Tod wurde das Ein- und Aussteigen zur nervenaufreibenden Tortur für alle Beteiligten, da er große Angst entwickelt hatte. Angst ist ein starkes Phänomen, mit dem viele Demenzkranke zu kämpfen haben. Deshalb brauchen sie beruhigende geduldige Betreuer.

Ein Karfreitag zum Vergessen

Einige Wochen vor Ostern stürzte Papa zum ersten Mal aufgrund seiner Demenz, was sich am Karfreitag zweimal wiederholte. Zum Glück konnte Mutti morgens Nachbarn rufen, die ihr halfen. Als mein Vater abends zum dritten Mal stürzte, waren wir gerade zu Besuch gekommen. Er hatte furchtbare Angst, und so redeten wir ihm gut zu bis er sich beruhigte und wir ihm mühsam wieder auf die Beine halfen. Er war kaum mehr zum Laufen zu bewegen. Mein Mann erwies sich als ein geduldiger und einfallsreicher Betreuer.

Am nächsten Tag musste abgeklärt werden, ob er einen Schlaganfall erlitten hatte. Dieser Tag war sehr anstrengend, da Papa immer noch unter starker Angst litt, nicht essen und trinken wollte und dadurch sehr kraftlos geworden war. Wir hatten zu dritt alle Hände voll zu tun. Vorm Aufstehen bereitete ich ihm eine zerdrückte Banane mit etwas Sahnejoghurt zu. Meine Mutter und mein Mann halfen ihm, sich im Bett aufzusetzen, während ich ihm den stärkenden Brei anreichte. Danach ging es mit der Körperpflege und dem Aus- und Anziehen weiter, was für alle eine große Kraftanstrengung bedeutete.

Nach einer Stunde Ausruhen, brachten wir Papa zum Auto. Es war eine Tortur, die wir nur mit viel Geduld und gutem Zureden schafften. Im

Krankenhaus holte ich sofort einen Rollstuhl für ihn. So konnten wir zügig auf die entsprechende Station fahren. Da ich wohl relativ zackig fuhr, sagte Papa: „Nicht so schnell!" Überall waren Ganzkörperspiegel angebracht, in denen er sich ständig sah und sich und uns mit den Worten zuwinkte: „Das ist aber eine schöne Firma!" Der zuständige Arzt und der Pfleger waren phänomenal. Sie beherrschten den Umgang mit Demenzkranken und behandelten Papa respektvoll und mit einer gehörigen Portion Humor. Der Pfleger deutete auf uns und fragte ihn: „Kennen sie die drei?", woraufhin Papa verschmitzt lachte und es verneinte.

Gott sei Dank hatte er keinen Schlaganfall, und so machten wir mit Papa im Rollstuhl einen kleinen Spaziergang. Laufen war in diesen Tagen nur schwer möglich. Als er ein Kind in der Nähe eines kleinen Teiches sah, war er ganz der Alte und ermahnte es: „Vorsicht, fall' nicht rein." Nach dem Spaziergang hatten wir dann wieder unseren Kampf, Papa ins Auto zu bekommen und ihn daheim die Stufen hinauf zu befördern.

Diesen Tag werden wir wohl nie vergessen. Abends waren wir alle fix und fertig. Nun wurde mir klar, dass meine Mutter es nicht mehr allein schaffen konnte. Trotz mittlerweile zweitägiger Tagespflege und mobilem Pflegedienst zweimal pro Woche, mussten wir uns geschlagen geben und schweren Herzens einen Platz in einem Al-

tenwohnheim suchen. Dieser Gedanke tat weh.
Gerne hätten wir dies meinem Vater erspart.

Papa kommt ins Altenheim

Wir entschieden uns für ein freundliches Haus mit kleiner Parkanlage. Das erwies sich im Nachhinein als goldrichtig, da wir häufig mit Papa im Freien waren, wo er Vögel und Insekten beobachten konnte. Außerdem liebte er es, die Sonne auf seinem Körper zu spüren, was wir ihm so oft wie möglich gönnten.

Natürlich war es für meinen Vater eine große Umstellung. Schon allein der Tagesrhythmus war völlig anders. Zu Hause ging Papa erst gegen 23 Uhr zu Bett, dort musste er nun teilweise schon um 20 Uhr schlafen gehen. Das war verständlicherweise zu Beginn nicht leicht für ihn.

Durch den Personalmangel finden die Pflegekräfte oftmals nicht genügend Zeit, den alten Menschen in angemessener Art und Weise das Essen anzureichen. Als wir da waren, entlasteten wir sie und halfen unserem Vater beim Essen. Es ging ja alles recht langsam; ohne Zuspruch hätte er kaum etwas gegessen.

Hier noch eine Idee, die ich für sinnvoll halte: Wie wäre es, wenn ehrenamtliche Helfer besonders beim Mittag- und Abendessen unterstützend zur Verfügung stünden? Gerade junge Menschen könnten damit den älteren ein Lächeln ins Gesicht zaubern.

Außerdem beobachteten wir, dass alte demente Menschen teilweise wenig oder gar keinen Besuch bekommen. Viele entschuldigen sich damit, dass die Kranken ja doch nichts mehr mitbekämen und es daher überflüssig wäre, sie zu besuchen. Das stimmt so nicht. Unser Vater hat uns fast bis zum Ende erkannt, natürlich nicht mit Namen, aber an unseren Stimmen, die den Kranken ins Gedächtnis eingeprägt sind. Er hat gespürt, dass da jemand ist, der es gut mit ihm meint und der zu ihm gehört. Da das Gefühl bis zuletzt bleibt und sich die Erkrankten wohlfühlen sollen, ist es wichtig, ihnen dies zu vermitteln: Geborgenheit und Vertrauen gegen die Angstgefühle, die sie in Stunden der Einsamkeit befallen können. Wer ist schon gerne allein? Dazu ist der Mensch nicht geschaffen. Wenn es meinem Vater einmal nicht so gut ging, haben wir ihn dösen lassen, seine Hand gestreichelt und ihm etwas Nettes gesagt – auch als wir ihn nicht mehr verstehen konnten. Dadurch fühlte er sich nicht allein und wurde ermutigt. Wir sind dankbar für die schönen Momente, die wir trotz seiner Demenzerkrankung noch miteinander erleben konnten. Papa verstarb einige Wochen nachdem er ins Altenheim gezogen war.

Praktisches Arbeiten mit meinem Vater

1. Zahlen schreiben

Mein Vater hatte früher beruflich viel mit Zahlen zu tun, deshalb übte ich mit ihm das Zahlenschreiben.

Zwei Tage lang schrieb ich die Zahlen 1-12 vor. Am dritten Tag konnte er sie größtenteils auswendig schreiben. Am vierten Tag schaffte er es sogar fast alleine bis 16. Das funktionierte jedoch nur, wenn man dies kontinuierlich mit ihm geübt hat. Wenn ich ihn dafür lobte, freute er sich sehr.

2. Die eigene Unterschrift üben

Auch seine Unterschrift übten wir. An manchen Tagen klappte es nicht so gut, dann hörten wir auf. Manchmal versuchte er seinen Namen in Druckbuchstaben zu schreiben.

Er unterschrieb in den letzten Jahren so, wie es ihm Mutti beigebracht hatte. Seine Unterschrift von früher hatte er leider vergessen.

3. Mit Buchstaben den Namen legen

Wir kauften die Kekse „Russisch Brot", die in Buchstabenform gebacken sind. Nun legten wir gemeinsam seinen Namen.

4. Rechenaufgaben lösen

1+2=?; 2+1=?; 2+2=?
Das reichte schon.

Manchmal fragte er: Was kann man noch tun?
Meistens funktionierten leichte Rechenaufgaben
noch ganz gut.

5. Vorschulmaterial hilft beim Üben

Es gibt Vorschulmaterialien, mit denen man
leichte Übungen machen kann, z.B.:
- Formen
- Farben
- Buchstaben
- Zahlen

6. Neue Uhr mit arabischen Ziffern

Meine Mutter kaufte Papa extra eine Armband-
uhr mit großen deutlichen Zahlen, damit er diese
noch klar erkennen konnte.

Einen Tag später zeigte er uns stolz seine neue
Uhr. Wenn er die Zahlen schrieb und eine nicht
mehr wusste, schaute er auf seine Uhr und freute
sich, dass er die betreffende Ziffer gefunden hatte
und abschreiben konnte.

7. Puzzles legen

Mein Mann oder ich machten mit Papa Puzzles, die nicht zu schwer sein durften. Bei größeren Puzzles nahmen wir einen kleinen Teil heraus, den er unter Anleitung mit uns dann wieder hineinsetzte. Anfänglich zeigte er nur wenig Interesse, doch wenn er ein kleines Erfolgserlebnis hatte und man ihn lobte, tat ihm das sehr gut und spornte ihn an, weiterzumachen. Wenn wir wieder nachhause fuhren, half ihm meine Mutter bei den Puzzles. Dabei lernte er immer noch dazu.

Doch alles mit rechtem Maß, weniger ist mehr. Überforderung wirkt kontraproduktiv.

8. Basteln

In der Weihnachtszeit bastelte ich mit Papa eine Krippe. Dabei musste man die einzelnen Figuren aus einer vorgestanzten Spanplatte herausdrücken und auf eine Bodenplatte in kleine Löcher hineinstecken. Jede Figur hatte Zahlen, die auf der Bodenplatte aufgezeichnet waren. Ich erklärte ihm alles und er half eifrig mit. Oft fand er die entsprechenden Zahlen ganz allein. Zwischendrin machten wir eine kleine Pause. Danach ging es weiter. Relativ zügig bastelten wir eine kleine hübsche Krippe, was das Selbstbewusstsein meines Vaters stärkte.

9. Singen

Papa sang gerne Volks- und Kirchenlieder kräftig mit. Dabei freute er sich, wenn er mehr Strophen auswendig kannte als ich. Singen verbreitete bei ihm gute Laune und stärkte sein Selbstvertrauen, da er dabei immer wieder ein Erfolgserlebnis hatte.

10. Sprichwörter ergänzen

Mein Vater konnte noch viele Sprichwörter ergänzen. Mein Mann sagte ihm beispielsweise „Wer anderen eine Grube gräbt...", und mein Vater ergänzte „...fällt selbst hinein".

11. Spazierengehen

Beim Spazierengehen, lief mein Papa langsam und gebeugt. Ein Stock hätte ihm zwar gut getan, doch mochte er ihn nicht so gerne, weil er sich dann zu alt fühlte. Da er sehr hilfsbereit war, fragte ich ihn, ob er meinen Stockschirm tragen würde, was er gerne tat. Diesen benutzte er dann unauffällig als Stütze. Papa liebte es, in der Sonne auf einer Bank zu sitzen und Vögel zu beobachten. Am Weiher betrachtete er die Enten, und wir sangen manchmal zum Spaß „Alle meine Entchen". Im Wald sangen wir oftmals Lieder wie „Das Wandern ist des Müllers Lust". Kinder mochte mein Vater sehr. Oft sprach er sie einfach an und sagte ihnen etwas Nettes.

12. Küchen-/Hausarbeit

Wie bereits erwähnt schnippelte mein Papa gerne Gemüse, schälte Kartoffeln und trocknete das Geschirr ab. Dies gab ihm das Gefühl, dass er noch gebraucht wurde und war eine sinnvolle Beschäftigung für ihn. Staubsaugen machte ihm auch Spaß. Gerne knackte mein Vater mit meinem Mann zusammen Walnüsse auf. Ich lobte ihn dann immer, wenn sie eine Schüssel voll hatten, worüber er sich sehr freute.

Es ist nicht nötig, dass ein Demenzkranker ständig beschäftigt wird, doch angemessene sinnvolle Tätigkeiten helfen ihm eine gute Gefühlslage aufzubauen und schützen vor Langeweile.

13. Telefonieren

Wenn ich Papa anrief, sagte ich jedes Mal: „Hallo Papa, hier ist die Marianne." Dadurch, dass ich mich immer mit denselben Worten vorstellte, wurde das zu unserem Ritual. Es ist wichtig, dass man sofort seinen Namen nennt, damit der Kranke nicht angestrengt überlegen muss, wer dran ist und somit unnötiger Stress verhindert wird. Dann fragte ich alltägliche und unkomplizierte Dinge wie:

- Habt ihr gutes Wetter?
- Wart ihr spazieren?
- Esst ihr gleich?

Ich formulierte bewusst einfache, kurze, verständliche Sätze. Und wünschte ihm abschließend noch einen schönen Tag/Abend. Meistens wünschte er mir auch noch einen schönen Tag/Abend. Er versuchte es zumindest. Zu lange Gespräche überforderten ihn.

Das Motto: In der Kürze liegt die Würze ist hier angesagt.

14. Gemeinsam Bilder anschauen

Papa schaute sich gerne Fotoalben bzw. -kalender mit Familienbildern an. Da er die Namen nicht mehr kannte, benannten wir die jeweiligen Personen. Dazu sagte er: „Die gehören zu uns." So blieben auch die Personen, die er seltener sah ein wenig in Erinnerung.

15. Kleine Entscheidungen unterstützen

Wenn meine Mutter und mein Vater zusammen waren, versuchte er alle Entscheidungen auf meine Mutter abzuwälzen:

„Rosemarie, du weißt doch, was richtig ist?"

Gingen wir alle in unser Lieblingscafé, sagte ich zu Papa: „Guck dir mal die schönen Kuchen an. Welcher gefällt dir am besten?" Und siehe da, er entschied sich meistens für eine mit Schokolade überzogene und mit Pralinen bestückte Torte. Bäckereien mit zu viel Auswahl überforderten ihn. Wir ließen ihn selbst bezahlen, was er gerne tat.

16. Im Kaufhaus

Mein Vater ging gerne mit uns in Kleidergeschäften bummeln. Wir wählten relativ ruhige, nicht zu große Kaufhäuser aus. Dabei interessierte sich Papa für verschiedene Kleidungsstücke und schaute sie sich genau an. Oftmals befühlte er sie und gab seine Kommentare dazu ab. Wenn Mutti für sich etwas ausgesucht hatte und ihn fragte, ob ihm das gefallen würde, hatte er immer noch eine eigene Meinung dazu.

Einmal wartete ich im Kaufhaus in der Umkleidekabine auf Mutti, die mir eine Hose in einer anderen Größe suchte. Es wurde schöne Musik gespielt. Ich stand am Kabineneingang und wippte mit den Füßen im Takt zu der Musik. Papa saß mit gegenüber und wippte auch. Er schaute mich an und sagte: „Wir machen das ja beide" und lächelte dabei verschmitzt. Papa fühlte sich sichtlich wohl.

Übrigens geht alles mit einer gehörigen Portion *Humor* wesentlich leichter. Das ist auch bei an Demenz erkrankten Menschen so. Sie lassen sich gerne von Freundlichkeit und Humor anstecken und lachen oftmals mit. Versuchen Sie es und nehmen Sie nicht alles zu tragisch. Das Leben ist zu schwer, um es immer ernst zu nehmen.

Wir haben meinen kranken Vater solange es ging, in alle Aktivitäten mit einbezogen und versuchten dabei auf ihn einzugehen, damit er neue Impulse bekam, die ihn nicht überforderten. Dabei braucht man ein wenig Einfühlungsvermögen und auch die nötige Wertschätzung einem alten und kranken Menschen gegenüber.

Die Würde des Menschen ist unantastbar, heißt es im Grundgesetz. Das gilt auch für Menschen mit Demenz. Ich plädiere hier für einen liebevollen, geduldigen Umgang mit diesen Kranken, genügend Entlastung für die pflegenden Angehörigen und notwendige Grundkenntnisse des Pflegepersonals in professionellen Einrichtungen.

Nachmittagsgestaltung der „Atempause"

Die Diakonieeinrichtung in Fürth/Odenwald (Südhessen) bietet zur Entlastung von Angehörigen einmal pro Woche eine „Atempause" für Demenzkranke an. An dem dreistündigen Treffen nehmen Gäste teil, die gemeinsam singen, lachen, basteln und Kaffee trinken. An einem Nachmittag übernahm ich vertretungsweise die Leitung und bereitete dafür das Thema *Winter* vor.

Für die *Tischdekoration*, anhand derer wir das Thema erarbeiteten, brachte ich Folgendes mit: Mütze, Schal, Handschuhe, dicke Socken, Kerzen, Badezusatz, Gewürztee, Zimtstangen, getrockneten Thymian, Salbeitee, je eine Zitrone und Apfelsine, kleine künstliche Schneeglöckchen, einen Deko-Igel sowie ein Bild von einer süßen Haselmaus.

Zuerst versorgten wir unsere Gäste mit Getränken (Wasser oder Apfelsaftschorle), nachdem sie sich auf ihre gewohnten Plätze gesetzt hatten. Danach startete ich die *Begrüßungsrunde* mit den Worten „Wie geht es Ihnen denn heute, Frau L."? Jeder einzelne Gast wurde freundlich mit Namen begrüßt, genauso die ehrenamtlichen Helfer.

Anschließend hob ich einen Tischdeko-Gegenstand nach dem anderen in die Höhe und stellte dazu Fragen. Dadurch wurden unsere Gäste zum Mitdenken und Erinnern angeregt.

Zwischendurch ermunterten wir die Kranken immer wieder etwas zu trinken, was leicht vergessen wird. Dazu hob ich mein Glas und prostete allen zu, was die meisten erheiterte.

Stichworte zum Unterthema *Sich warmhalten*

- Was muss man warmhalten? *Kopf, Hals, Hände, Füße...*
- Wie hält man sich warm? *Bekleidung und Heizung/Ofen für das Haus...*
- Womit hat man früher geheizt? *Kohle, Koks, Briketts, Holz...*

Stichworte zum Unterthema *Was trinkt und isst man gerne im Winter?*

- Heiße Getränke: Tee, heißen Apfelsaft und -wein, heiße Schokolade, Glühwein
- Essen im Winter: Sauerkraut, Kohl, Knödel... (deftiges Essen) oder Bratapfel (süß)
- Früher wurde Eingemachtes gegessen

Stichworte zum Unterthema *Erkältungen*

- Bei Husten: Thymian- oder Spitzwegerichtee trinken
- Bei Halsweh: Salbei- und Kamillentee trinken oder gurgeln
- Bei Schnupfen und Erkältung: Dampfbad

mit Kamille oder/und Pfefferminzöl

- Wenn möglich ein warmes Erkältungsbad (nur bei den ersten Anzeichen ohne Fieber)
- Heiße Zitrone und Holundersaft mit Fenchelhonig trinken
- Apfelsinen und Vitamin C-haltiges Obst oder Gemüse essen
- Hühnersuppe bei Erkältung und Grippe

Stichworte zum Unterthema *Was machen die Kinder gerne, wenn draußen Schnee liegt?*

- Schlitten oder Ski fahren, Schneemänner bauen, eine Schneeballschlacht machen
- In manchen Orten gibt es Kutschfahrten
- Früher wurden Märchen oder Geschichten erzählt

Stichworte zum Unterthema *Was machen manche Tiere im Winter?*

- Winterschlaf bei Igeln (ca. 3-4 Monate), Haselmaus, Murmeltier (bis zu 20 Tiere schlafen nebeneinander)
- Siebenschläfer, Weinbergschnecken (sie schlafen z. B. in Erdhöhlen)

Weitere Gedanken zum Thema *Winter*

- Wir füttern die Vögel und stellen ein Vogelhäuschen auf oder hängen Meisenknödel an Bäume

- Von der Gartenarbeit können wir ausruhen
- Falls es schneien sollte, muss die Straße geräumt und eventuell Salz gestreut werden
- Auf den Straßen machen das Schneeräumfahrzeuge, auch Privatpersonen müssen Schnee schieben

Nach dem Erarbeiten des gesamten Themas sangen wir die *Lieder* „Schneeflöckchen, Weißröckchen" und „Der Schneewalzer".

Anschließend sangen wir *alte Kinderlieder* von früher. Ich bevorzugte es, mit den Gästen auswendig zu singen, um ihr Gedächtnis zu aktivieren. Wir wiederholten die Lieder mehrmals, sodass sie besser haften bleiben. Dabei staunte ich jedes Mal, wie viel sie noch auswendig konnten und *lobte sie* dafür. Den meisten macht Singen noch viel Spaß. Es ist für sie ein Erfolgserlebnis, was ihnen einfach gut tut.

Dann las ich bekannte *Reime* nur halb vor und ließ sie von den Gästen *ergänzen*, was viele noch sehr gut beherrschten.

Um die Fingerfertigkeit zu trainieren, bot ich ihnen leichte Bastelarbeiten an. Dabei brauchten die meisten unsere Hilfe. Das Ergebnis nahmen sie dann stolz mit nach Hause.

Nachdem wir genug getan hatten, erfreuten wir uns an *Kaffee und Kuchen*. Unsere Gäste lieben diese entspannte Runde, in der wir miteinander plaudern. Diabetiker bekommen für sie passende Alternativen gereicht.

Danach bildeten wir für etwa eine Stunde einen *Stuhlkreis* und sangen zur Einleitung ein *Bewegungslied*, bei dem wir entsprechend des Textes Körperteile bewegten. Außerdem wurde dabei automatisch *rechts und links* und *oben und unten* eingeübt. Danach spielten wir mit einem aufgeblasenen Wasserball Fußball, was besonders die Männer liebten. Gerne nahmen wir beim nächsten Spiel bunte Fliegenklatschen, mit denen wir einen Luftballon in der Luft hielten. Das fand großen Anklang. So wurden automatisch *Beine und Arme bewegt* und koordinierte Aufmerksamkeit trainiert. Zu Liedern aus dem CD-Player wurde mitgesungen und mit zuvor ausgeteilten Instrumenten der *Rhythmus getrommelt*. Dabei ging es ganz schön laut zu.

Nach zwei weiteren Spielen wurde es Zeit, die *Abschlussrunde* zu beginnen mit den Worten: „Wie hat es Ihnen denn heute gefallen, Herr D.?" Bis jetzt fühlten sich unsere Gäste durch die freundlichen empathischen Mitarbeiter angenommen und wertgeschätzt. Nach dem *Schlusslied* öffneten wir die Tür und ließen die Angehörigen herein. Diese hatten durch unser Engagement ein paar Stunden Zeit zum Aufatmen oder konnten einfach in Ruhe etwas erledigen.

Natürlich gestalten wir unsere Nachmittage jedes Mal anders. Oft orientieren wir uns bei der Themenwahl an den entsprechenden Jahreszeiten und Festen, sodass die Stunden für unsere Gäste immer wieder ein inspirierendes Erlebnis sind.

Kann man Demenz vorbeugen?

Jeder von uns wünscht sich, bis ins hohe Alter gesund zu bleiben. Daher ist die Frage, ob wir Demenz vorbeugen können, sehr wichtig.

Was bedeutet Demenz?

Die Demenzerkrankung hat den zunehmenden Verlust geistiger bzw. mentaler Fähigkeiten zur Folge. Das Wort „Demenz" kommt aus dem Lateinischen und bedeutet „Verlust des Verstandes und des Geistes".

Demenzerkrankungen sind Ausdruck einer chronischen Gehirnerkrankung, die zu einem starken Verlust von Nervenzellen und gesundem Hirngewebe führt. Viele Wissenschaftler sind der Auffassung, dass eine mittlerweile höhere Lebenserwartung die meisten Formen von Demenz begünstigt. Im Gegensatz dazu schreibt Dr. med. Michael Nehls in seinem umfangreichen Buch „Die Alzheimerlüge", sei die Alzheimererkrankung überwiegend eine Zivilisationserkrankung.

Es gibt verschiedene Formen von Demenz, von denen die Alzheimer-Krankheit mit mindestens 60 Prozent die häufigste und bekannteste ist. Eine Alzheimer-Demenz beginnt meistens mit leichten Gedächtnis- und Orientierungsschwierigkeiten. Im späteren Verlauf können Unruhe, Stimmungsschwankungen und Wesensveränderungen (Zornausbrüche, Misstrauen und Depressionen) auftreten.

Die Alzheimer-Krankheit entwickelt sich über einen Zeitraum von mehreren Jahrzehnten. Das bedeutet jedoch nicht, dass es im höheren Alter bereits zu spät ist, mit aktiver Vorbeugung zu beginnen. Den Spruch „Was Hänschen nicht lernt, lernt Hans nimmermehr!" dürfen Sie daher getrost vergessen.

Ist Demenz erblich?

Die überwiegende Anzahl der Demenzkranken leidet wie bereits erwähnt unter der Alzheimer-Demenz. Ähnlich wie bei vielen anderen Volkserkrankungen (z.B. Krebs, Herzinfarkt) ist das Risiko eines gesunden Angehörigen ersten Grades, selbst einmal diese Krankheit zu bekommen, leicht erhöht. Dies sollte jedoch nicht zu unnötiger Angst führen, sondern stattdessen zu einem präventiven Lebensstil veranlassen.

Die Wahrscheinlichkeit, dass geistig inaktive Menschen an Demenz erkranken, ist deutlich höher als bei geistig aktiven Menschen.

Regelmäßige Bewegung

Zu empfehlen sind insbesondere Ausdauersportarten wie zügige Spaziergänge, Kegeln, Wandern, Nordic-Walking, Schwimmen, Tanzen,

Radfahren, Gartenarbeit etc. Wichtig ist, dass die Tätigkeit regelmäßig ausgeübt wird.

Mehrmals pro Woche praktizierte, mindestens 30-minütige sportliche oder andere körperliche Aktivitäten fördern die geistige Leistungsfähigkeit und wirken schützend.

Geistige Fitness

Zu viel Fernsehen wirkt sich negativ auf die geistige Fitness aus. Das Lesen anspruchsvoller Lektüre, die Arbeit am Computer, gesellschaftliche Aktivitäten, Austausch in Gruppen, Basteln, Malen, Weiterbildungen, Musizieren, Strategiespiele, neue Kochrezepte ausprobieren, handwerkliche Tätigkeiten, Reisen, Theater- und Museumsbesuche, das Erlernen eines Musikinstrumentes oder einer Fremdsprache, ehrenamtliches Engagement und all die Tätigkeiten, die nicht routiniert ablaufen, trainieren unser Gehirn.

Gesundes Essen und Trinken

Unsere Ernährungsgewohnheiten üben einen wissenschaftlich belegten Einfluss auf die geistige Fitness im Alter aus.

Die *Mittelmeerkost* scheint das Demenzrisiko zu verringern. Sie ist eine gesunde Mischkost und beinhaltet den täglichen Verzehr von frischem Obst und Gemüse, Hülsenfrüchten, Nüssen,

hochwertigen Ölen (Oliven-, Kokos- und Raps-
öl), Vollkornprodukten, wenig Zucker, wenig
Fleisch und Wurst, wenig Alkohol, keine Ziga-
retten und zweimal pro Woche Fisch. Gewürze
wie Kurkuma (in Curry enthalten), Chili und
Zimt sind gesundheitsfördernd, ebenso wie Ing-
wer, Knoblauch, Zwiebeln und Kräuter.

Übrigens kann man *Vitamin B12* (kommt in
Fleisch und Eiern vor) zu sich nehmen, wenn
man Vegetarier oder Veganer ist bzw. ständig
Magenschutzpräparate einnimmt. Dann wird die
Vitamin B12-Zufuhr ärztlicherseits empfohlen.
Außerdem sollte man den *Vitamin D3-Spiegel*
testen lassen, da viele Menschen mittlerweile
einen Mangel aufweisen und das Demenzrisiko
dadurch steigen kann.

Michael Nehls empfiehlt in seinem Buch „Die
Alzheimerlüge", auf gehärtete Fette weitgehend
zu verzichten. Ferner zuckerhaltige und denatu-
rierte Lebensmittel durch vollwertige zu ersetzen.
Dabei sollte man Bioprodukte bevorzugen. Der
Autor rät zudem von gepökelten, nitrithaltigen
Wurst- und Fleischwaren ab, sowie vom Benut-
zen von Aluminiumprodukten beim Grillen.

Im Alter ist es besonders wichtig, dass wir genügend *trinken.* Oftmals haben ältere Menschen
kein Durstgefühl mehr und trinken zu wenig,
was fatale Folgen für das Gehirn hat. Deshalb
trinken Sie mindestens zwei Liter am Tag.

Täglich ein bis zwei Tassen Kaffee, grüner Tee, schwarzer Tee oder Oolong Tee sollen gut für das Gehirn sein. Gegen ein kleines(!) Gläschen Rotwein ist nichts einzuwenden.

Außerdem sind genügend Schlaf und Ruhepausen für die geistige Regeneration wichtig.

Ein sinnerfülltes moderates Leben

Menschen, die mit sich und ihrer Umwelt im Einklang leben und bis ins hohe Alter sinnvolle Tätigkeiten (Ehrenamt, Kirche, Verein, Enkelkinder) ausüben, reduzieren dadurch ihr Risiko, an Alzheimer zu erkranken.

Körperliche Erkrankungen

Man vermutet, dass manche körperliche Erkrankungen mit der Entwicklung von Demenz im Alter zusammenhängen. Hierzu gehören u. a. der Bluthochdruck, die Blutzuckerkrankheit, die Erhöhung bestimmter Blutfettwerte, Schlaganfälle, Unfälle mit Kopfverletzungen und stark erhöhtes Körpergewicht.

Schlusswort

Ich hoffe, dass Sie durch mein Buch einen ersten hilfreichen Einblick in die Welt eines Demenzkranken bekommen haben und dadurch mit den Kranken entspannter umgehen können.

Mein Ziel ist es, Ihnen einige praktische Impulse im Umgang mit Demenzkranken an die Hand zu geben. Da man Demenz im fortgeschrittenen Stadium noch nicht heilen kann, möchte ich zur möglichen Prävention anregen. Auf jeden Fall können Sie mit einer gesunden Lebensweise dieser unliebsamen Erkrankung aktiv entgegenwirken.

Literaturempfehlungen

Sollten Sie sich intensiver mit dem Krankheitsbild „Demenz" beschäftigen wollen, empfehle ich Ihnen folgende Bücher:

Wissenschaftliche Bücher

Buijssen, Huub: Demenz und Alzheimer verstehen, Weinheim und Basel (Beltz), 2013.
Buijssen, Huub: Die magische Welt von Alzheimer, Weinheim und Basel (Beltz), 2012.
Nehls, Michael, Dr. med.: Die Alzheimerlüge, München (Heyne), 2014.
Pantel, Johannes: Geistig fit in jedem Alter, Weinheim und Basel (Beltz), 2009.

Erfahrungsberichte und Romane

Braam, Stella: Ich habe Alzheimer, Weinheim und Basel (Beltz), 2007.
Geiger, Arno: Der alte König in seinem Exil, München (Carl Hanser), 2011.
Genova, Lisa: Mein Leben ohne gestern, Bergisch Gladbach (Lübbe), 2011.
Suter, Martin: Small World, Zürich (Diogenes), 1999.

Danksagung

Hiermit möchte ich meiner Familie danken, insbesondere meinem Mann, unserem Sohn und unserer Schwiegertochter für ihre tatkräftige Unterstützung bei der Erstellung dieses Buches.

Außerdem danke ich allen ehrenamtlichen Helfern, den Leiterinnen und Gästen samt Familien der Atempause von der Diakonie in Fürth/Odenwald für ihren unermüdlichen Einsatz.

Und natürlich allen professionell Helfenden, die ihr Herz am rechten Fleck haben und mit Humor und Einfühlungsvermögen körperliche und seelische Not lindern und immer wieder Berge versetzen.

Veröffentlichungen

- **„Von heiter bis wolkig"** Geschichten aus dem Leben (Selbstverlag)
- **„Susis Abenteuer"** Geschichten aus dem Leben der Kinder vor über 40 Jahren (Selbstverlag)
- **„Mit Gott per Du"** Meditative Texte und Gebete (Selbstverlag)

Alle Bücher können per E-Mail unter *mhoely@hotmail.de* angefordert werden.

Vorträge

- Gesunder Egoismus? – Ja, bitte!
- Hast du dich heute schon bedankt?
- Ich muss mich nicht für alles verantwortlich fühlen
- In Balance kommen
- Kann man Demenz vorbeugen?
- Lachen und Singen ist gesund
- Nein sagen ohne Schuldgefühle
- Umgang mit Demenz
- Hilfe, ich brauche ein dickeres Fell!
- Worte haben Kraft
- Wie kann ich mein Selbstbewusstsein stärken?
- Finde deine Glücksformel
- Weitere Themen auf Anfrage

Sie haben Interesse an diesen Vorträgen? Dann kontaktieren Sie mich unter *mhoely@hotmail.de* Gerne komme ich zu Ihnen und stehe Ihnen für Vorträge, Seminare und Lesungen aus meinen Büchern zur Verfügung.